Fr. GUERMONPREZ

HANCHE A RESSORT

AVEC 7 GRAVURES DANS LE TEXTE

PARIS

J. ROUSSET, Éditeur
rue Casimir-Delavigne, 1
rue Monsieur-le-Prince, 12

1906

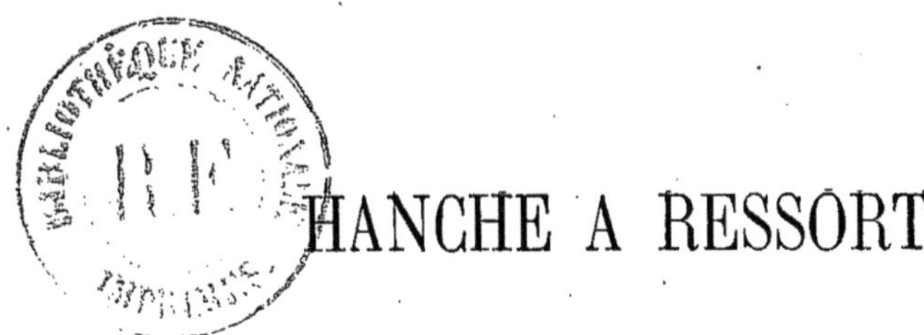

HANCHE A RESSORT

FR. GUERMONPREZ

HANCHE A RESSORT

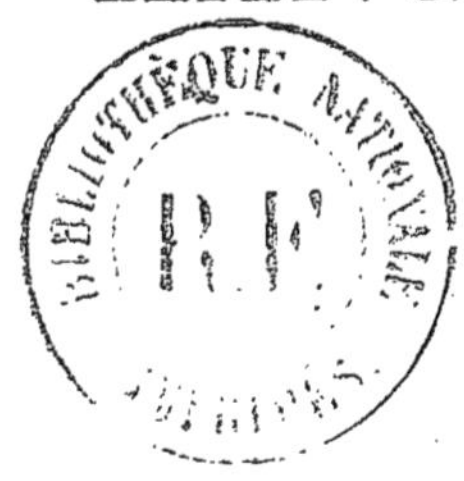

AVEC 7 GRAVURES DANS LE TEXTE

PARIS

J. ROUSSET, ÉDITEUR
rue Casimir-Delavigne, 1
rue Monsieur-le-Prince, 12

1906

MÉMOIRE PRÉSENTÉ

A LA *Société Anatomo-Clinique de Lille*

HANCHE A RESSORT

On discutera plus tard sur la dénomination encore nouvelle de la hanche à ressort. Les cliniciens n'auront pas de peine à déterminer ce dont il s'agit : c'est le ressaut d'une large bande fibreuse, au moment où elle franchit le cap du grand trochanter, dans un geste de la cuisse sur le bassin.

La hanche à ressort est un des produits, non prévus, mais très réels, de la mentalité moderne. Elle n'est, ni une maladie grave, ni une infirmité réelle. C'est une singularité, probablement peu connue, mais parfaitement à l'abri de toute contestation. Il est donc tout naturel de la rencontrer dans les deux milieux, où il existe un intérêt à la mettre en valeur : d'une part, du côté des militaires désireux d'un congé de convalescence ou de réforme ; et d'autre part, du côté des ouvriers habiles à tirer parti de la législation dite sociale sur les accidents du travail.

Le 24 février 1904, M. Ferraton, médecin-major de 1re classe (depuis lors à Nice), observe le fait pour la première fois à l'hôpital militaire d'Oran.

Le 3 avril de la même année, un autre fait tout semblable

est observé au service spécial de chirurgie des accidents du travail de Lille.

Le 11 janvier 1905, celui-ci est présenté à la *Société anatomo-clinique de Lille* (1); mais la communication verbale n'est complétée par aucun manuscrit. Quelques jours plus tard paraît la *Revue d'Orthopédie*, de Paris, avec l'article de M. Ferraton, intitulé : hanche à ressort ; ressaut fessier-trochantérien (2).

Le malade lui avait été adressé à l'hôpital comme atteint de subluxation récidivante de la hanche. A l'occasion de certains mouvements, cet homme présentait au niveau du grand trochanter un brusque ressaut accompagné d'une sorte de déclanchement très sensible à la main et perceptible à l'oreille. L'examen clinique permit de constater que l'articulation coxo-fémorale était indemne et que le déclanchement et le bruit de ressaut avaient leur siège plus superficiellement dans les parties molles de la fesse, entre les muscles fessiers et la saillie du grand trochanter.

G..., âgé de 22 ans, originaire du département des Landes, a été appelé le 22 novembre 1903 à servir au 2e régiment de zouaves. Pour antécédents héréditaires, il a sa mère souffrant de douleurs articulaires, son père autrefois rhumatisant, un frère qui a présenté des attaques de lumbago. Le zouave

---

(1) *Bulletin de la Société anatomo-clinique de Lille,* publication trimestrielle ; 20e année, 1905, page 26.

(2) *Revue d'orthopédie*, 16e année ; 2e série, tome VI, n° 1 ; Paris, 1er janvier 1905, pages 45 à 53.

Bien qu'il porte la date du 1er janvier, ce numéro a paru plus tard ; et la question de priorité a pu paraître douteuse.

Sans doute, il y a eu des coïncidences ignorées de part et d'autre, entre les présentations faites à Lille pendant les conférences cliniques du jeudi d'une part, et les actes de chirurgie et de médecine légale accomplis à l'hôpital militaire d'Oran d'autre part. La priorité n'en demeure pas moins acquise à M. Ferraton par son article publié par la *Revue d'Orthopédie* (Guermonprez).

aurait été à plusieurs reprises, dans sa jeunesse, atteint de rhumatisme lombaire. Au point de vue moral, il n'est pas inutile de constater qu'il ne semble avoir qu'un goût des plus modérés pour le métier militaire.

Interrogé sur le mode de début de l'affection pour laquelle il fut envoyé à l'hôpital, il dit avoir été, à l'âge de 15 ans, pris de douleurs dans la hanche droite et dans les reins. Il serait alors resté couché pendant un mois, puis aurait, durant une vingtaine de jours, marché en s'appuyant sur une canne. Le traitement employé aurait consisté en bains de vapeur et bains de boue. La guérison se serait maintenue depuis.

Arrivé au régiment, il fait sans encombre 50 jours de service, entre à l'infirmerie pour abcès du pied et y séjourne 19 jours ; en sort ; mais y rentre, 20 jours après, pour douleurs de la hanche droite ; il y reste 24 jours ; et, son état ne s'améliorant pas, il est évacué sur l'hôpital, le 24 février 1904, avec le diagnostic : subluxation récidivante de la hanche.

L'exploration, pratiquée à l'entrée du malade à l'hôpital, donne les résultats suivants : G... se plaint de douleurs éprouvées au repos dans la région lombaire, dans la fesse droite, et un peu moins prononcées dans la fesse gauche. Ces douleurs semblent assez vagues ; le sujet ne paraît pas bien fixé quant à leur nature ; pressé de questions, il les compare cependant à des picotements (?) Pendant la marche, elles seraient ressenties plus vives à la partie externe du pli de l'aine et dans la fesse du côté droit. La position assise augmenterait l'intensité des douleurs lombaires, qui deviendraient plus fortes aussi lorsque le malade se redresse ; c'est le décubitus dorsal horizontal qui les atténuerait au *maximum*. G... attire surtout l'attention sur des craquements dont la hanche droite est le siège. Ces craquements seraient survenus en décembre 1903 ; mais ici encore les réponses du sujet manquent de précision et probablement de sincérité.

G... est de constitution robuste. Quand on l'examine

debout, en avant, on voit le tronc et le bassin légèrement
inclinés à gauche; l'épine iliaque du côté droit semble
surélevée; la cuisse droite paraît très légèrement amaigrie;
les jambes et les pieds sont légèrement cyanosés, et cette
teinte cyanotique est peut-être un peu plus prononcée du côté
droit. En arrière du tronc on remarque une légère scoliose,
avec concavité droite dorsale et concavité gauche lombaire;
le pied droit est porté en légère rotation de la pointe en
dehors, le mollet droit paraît un peu moins fort que le
gauche; le pli fessier droit moins net. A la mensuration, on
ne trouve en réalité aucune différence sensible dans la
longueur et la circonférence des deux membres inférieurs.
L'examen de l'articulation de la hanche à droite montre les
extrémités articulaires en bonne place. La ligne joignant
l'épine iliaque antérieure et supérieure à l'ischion affleure
exactement le bord supérieur du grand trochanter. Aucune
saillie anormale de la tête fémorale n'est constatée au niveau
de la fesse. Les mouvements variés en tous sens ne provoquent point de craquements profonds au niveau de la
synoviale articulaire. Le grand trochanter ne paraît pas
augmenté de volume ni altéré dans sa forme.

Nous avons dit que le malade prétendait ressentir dans la
fesse du côté droit des douleurs spontanées exagérées pendant la marche. Il affirme qu'elles sont réveillées par la
pression localisée sur la fesse, sur l'ischion, par la pression
et la percussion sur le grand trochanter ; mais il ne peut, en
réalité, en préciser le siège ; et ses réponses sont absolument
dépourvues de netteté. Il n'accuse aucune sensation pénible
à la percussion forte du talon, se répercutant le long du
membre inférieur jusqu'à la cavité cotyloïde. Les mouvements passifs de l'articulation sont tous faciles et ont conservé
toute leur amplitude. *En marchant, G... affecte une boiterie
tellement prononcée, qu'elle apparaît d'emblée, sinon
simulée de toutes pièces, du moins exagérée à l'extrême.*
A chaque pas, le tronc s'incline à droite en s'incurvant du

même côté ; au moment où le pied droit pose à terre, la pointe en est portée en dehors. Cette boiterie ressemble quelque peu à la démarche de la luxation congénitale mais sans ascension du grand trochanter.

A l'occasion de certains mouvements de flexion et d'extension de la cuisse sur le bassin, il se produit, dans la hanche du côté droit, un claquement unique, brusque, se déclanchant comme un ressort. La main, étendue à plat sur la fesse au niveau et un peu en arrière du grand trochanter, sent très nettement que ce ressaut se produit dans les parties molles et non profondément dans l'articulation ; le déclanchement s'accompagne d'un bruit nettement perceptible à distance, d'un « cloc » des plus caractéristiques. Enfin l'œil, à un examen très attentif, constate qu'au moment du ressaut la saillie du grand trochanter s'enfonce dans la flexion sous une bande longitudinale correspondant à la direction du bord antérieur du grand fessier ; et, dans l'extension, ressort brusquement de dessous la même bande qui, à la main, donne alors la sensation d'une corde élastique du volume du doigt, glissant, se tendant sur l'apophyse qui le soulève, puis se détendant brusquement lorsqu'elle a passé par-dessus.

Quand on étudie les conditions de production du phénomène, on apprécie plusieurs détails à retenir.

Quand on exécute d'abord des mouvements passifs très lents du fémur sur le bassin, le muscle fessier étant en repos : flexion et extension, adduction et abduction, rotation en dedans et en dehors, circumduction, le phénomène ne se produit pas ; il n'y a point de ressaut, point de claquement. Les mouvements passifs, exécutés rapidement mais en assurant le relâchement musculaire des fessiers, ne produisent pas non plus de ressaut.

Mais que le malade, volontairement ou non, raidisse ses muscles fessiers, on a ce que donnent les mêmes mouvements actifs imprimés au fémur. — Le membre inférieur étant en extension complète, on fléchit la cuisse sur le bassin ; dès que la flexion atteint un angle de 15° environ, le sursaut et le claquement se produisent. On peut alors pousser plus loin le mouvement sans que rien d'anormal ne se manifeste plus. Le fémur étant ainsi porté à angle droit sur le bassin, on exécute le mouvement inverse ; on l'étend pour le replacer en une première position de rectitude ; lorsqu'on arrive au même angle de 15° sur la verticale, le sursaut et le claquement se reproduisent, plus forts encore que pendant la flexion. L'adduction et l'abduction, la rotation du fémur en dedans et en dehors ne provoquent point le ressaut, qui réapparaît, au contraire, dans les grands mouvements de circumduction.

Les phénomènes, ainsi décrits à propos des mouvements passifs, se produisent dans les mouvements actifs effectués par le malade. Dans les mouvements exécutés avec contraction des muscles fessiers, il y a un ressaut à la flexion et un autre à l'extension. *Le sujet, lorsqu'on l'en prie, provoque le ressaut à volonté,* dans le décubitus dorsal : on le voit alors fléchir très légèrement la cuisse sur le bassin, en même temps ployer la jambe sur la cuisse et le pied sur la jambe ; il produit le ressaut de flexion. Le ressaut d'extension apparaît lorsque le malade replace le membre en rectitude. Le ressaut ne peut être obtenu à la hanche opposée.

La radiographie de la hanche du côté droit donne une articulation d'apparence normale.

Le traitement institué (bains sulfureux, massage, exercices de marche), n'amène aucun changement dans l'état du malade.

Comme G... se plaint de plus en plus de douleurs au niveau du grand trochanter, nous décidons d'aller explorer directement l'apophyse fémorale et la bourse séreuse sous-fessière. L'anesthésie locale est faite par la cocaïne ; une incision cutanée de 10 centimètres, rectiligne, oblique, suivant la direction des fibres du grand fessier parallèlement à son bord antérieur, part du bord postérieur du grand trochanter et remonte en haut et en arrière. On passe à travers les fibres antérieures du grand fessier. Le grand trochanter, mis à nu, ne présente aucune lésion ; normale est aussi la bourse séreuse située au-dessous du grand fessier. On provoque le ressaut par flexion volontaire de la cuisse et l'on voit le grand trochanter s'engager, à ce moment, sous la sangle musculaire formée par les fibres antérieures du grand fessier. *Si l'on maintient soulevée cette sangle, avec l'index introduit au-dessous, le ressaut ne se produit plus.*

La suture est faite et elle est suivie d'une réunion totale par première intention.

Après l'opération, le ressaut subsiste ; mais G... dit souffrir beaucoup moins au niveau du trochanter ; par contre, il prétend que les douleurs rachidiennes sont plus vives. Bien que l'on ne constate aucun signe net du côté de la colonne vertébrale, nous jugeons prudent de faire quelques réserves au sujet d'une lésion rachidienne au début. — G... est proposé pour un congé de convalescence de trois mois, qu'il accepte avec un plaisir évident.

On est moins secondé pour dépister les exagérations auprès des ouvriers, qui ont été victimes de quelque accident du travail ; et le libre choix du médecin livre au plaideur le moyen d'esquiver les investigations, qui pourraient compromettre le droit à la rente. Les conseils judiciaires et tout l'entourage coordonnent leur sollicitude pour faire valoir ce qui est un droit légal.

Personne ne songe à rechercher la vérité pure et simple, de crainte de compromettre l'intérêt du procès, de peur de prendre parti contre un blessé protégé par les lois. On ne comprendrait pas les tergiversations et les décisions du fait suivant, si on ne tenait pas compte des dispositions des esprits, dans le milieu où il se passe. Il faut savoir attendre pour en juger.

L'ouvrier tisserand, Claude M., âgé de 27 ans, obtient de son patron une déclaration d'accident du travail à la date du 25 juillet 1903.

Le médecin constate une contusion très simple et très banale vers la hanche du côté droit. Il n'y a ni ecchymose, ni tuméfaction ; mais on y voit une minime excoriation, d'ailleurs sans importance. Simultanément, la femme de cet ouvrier se trouve atteinte d'une suppuration, qui a présenté des caractères d'une virulence très infectieuse.

Tardivement, plusieurs semaines après la contusion, un abcès survient dans la même région. Il est abandonné à son évolution spontanée, conformément à la tournure d'esprit de l'ouvrier, qui est un campagnard placide et lent.

Beaucoup plus tard encore (plusieurs mois après le 25 juillet 1903), une minime esquille s'élimine, elle est du volume d'un grain de blé, avec des caractères qui permettent de la rapporter à la crête iliaque. Plusieurs mois s'écoulent encore : une esquille de même genre, mais plus petite, s'élimine à son tour. Enfin, la fistule se tarit.

Le 3 avril 1904 (122e jour), tous les intéressés demandent à en finir. Chacun témoigne de dispositions conciliantes et un certificat médical est établi en ces termes : Claude M... est désormais dans une situation qu'il convient d'assimiler à un état définitif. Il est complètement guéri de sa contusion de la hanche du côté droit. En conséquence d'une infection locale, dont l'origine n'a pas pu être élucidée, il est survenu une périostite exfoliatrice très limitée, c'est-à-dire restreinte à une étroite portion du bord externe de la limite antérieure de l'os iliaque de ce côté droit. Deux esquilles, du volume d'un grain de blé environ, ont été éliminées ; et la plaie fistuleuse a persisté. Cette défectuosité amène l'ouvrier à se munir, non pas d'un véritable pansement, mais de quelques soins de propreté, matin et soir. Pour l'apprécier, il convient d'assimiler cette situation à une perte d'un ou deux pour cent de la capacité de travail. — Les nécessités de la procédure empêchent les bonnes dispositions d'aboutir dans un délai propice.

Le médecin se montre soucieux d'un ressaut bizarre, que son client signale avec insistance du côté de l'articulation coxo-fémorale. Cela n'aurait pas existé antérieurement au 25 juillet 1903... Il en sollicite l'interprétation par une lettre, qu'il confie, sans méfiance, au plaideur lui-même. Celui-ci viole sans vergogne le secret de la correspondance ; il y découvre le fait nouveau, qui est de nature à lui faire obtenir la forte somme. Il est, comme plus d'un campagnard, sous une apparence un peu rustre, un habile roué, toujours aux aguets pour ne rien laisser perdre de ce qui peut tourner à son profit. Il est renseigné sur l'existence d'un détail, qui n'est pas ordinaire. Ce détail se rencontre précisément à l'endroit même de la blessure consignée dans l'enquête de justice de paix. C'est un droit légal ; et, pour le faire valoir, il prétend qu'il ne peut plus exercer son métier de tisserand.

Une pareille allégation est d'importance ; et elle ne peut être jugée sainement que par des hommes d'une compétence incontestable, ceux du même métier (1). A défaut de cette valeur, il faut se borner à une appréciation aussi vraisemblable que possible. — Que le travail de tisserand soit rendu incommode par le ressaut de la hanche à ressort, on peut l'admettre ; mais il ne se trouve personne, qui démontre en

---

(1) Cela se pratique en Allemagne depuis la loi de 1884. Les Tribunaux arbitraux sont composés de deux patrons et de deux ouvriers de la même Corporation. Le Tribunal est présidé par un Conseiller d'Etat.

En France, les hommes de compétence technique ne peuvent même pas être consultés. Les Corporations n'existent plus. Les intérêts des patrons et ceux des ouvriers, au lieu d'être harmonisés par une action concordante, sont incessamment mis en opposition ; ils sont même devenus les bases de ce qu'on appelle *la lutte des classes*..... Il n'y a plus personne pour apprécier équitablement ce qu'il y a de vrai dans des allégations inspirées par l'appât du lucre. — On se prononce dans les formes légales ; c'est avec une bonne intention, mais sans compétence suffisante.

quoi l'exercice de ce métier est devenu vraiment irréalisable (1).

Il y a coïncidence entre deux particularités ; l'une est une tubérosité ou une hyperostose du bord postérieur du grand trochanter *(figure 1)* ; l'autre est une modification douteuse de la portion d'aponévrose, qui, du *fascia lata*, pénètre, entre le grand et le moyen fessier.

Le tisserand insiste avec ostentation ; il fait voir et il fait toucher le ressaut, qui se produit dans le mouvement de sa hanche du côté droit ; il le reproduit à volonté, d'abord quand il donne le mouvement de flexion, puis quand il ramène son membre en extension ; mais il conduit son geste avec une précaution attentive et très étudiée, afin de ne pas manquer la secousse du ressaut. Cependant, le geste qui donne la surprise de la hanche à ressort n'est pas celui de la marche régulière. Quand on empêche le plaideur de placer volontairement son membre en adduction, il réussit bien à exécuter tour à tour la flexion et l'extension ; mais il ne parvient plus à produire le ressaut, dont il fait si grand état.

La contre-épreuve est fournie par l'exploration du côté symétrique, là où il n'y a jamais eu aucun traumatisme. Il y existe un début, déjà très appréciable de la même particularité ; mais pour en faire la découverte, il faut placer le membre en forte adduction et il faut combiner les mouvements de flexion et d'extention avec ceux de rotation successivement en dedans et en dehors. Ce mode d'exploration est délicat à conduire ; mais il ne laisse aucun doute. — Le symptôme de la hanche à ressort existe des deux côtés ; mais cette particularité est habilement mise en valeur

______

(1) C'est là qu'est la grande habileté des plaideurs ; ils accumulent des allégations sans preuves et des affirmations déclamatoires de personnes complaisantes ; ils ne démontrent rien. — Celui qui doit se prononcer n'en devient que plus perplexe.

pour le côté droit seulement.

Il est certain que le symptôme du ressaut brusque ne présente pas le même aspect, pendant les mouvements passifs et pendant les mouvements actifs, bien qu'il s'agisse du même geste de la flexion dans l'adduction de la hanche. Lorsque le mouvement est communiqué par un tiers, la secousse est visible; mais elle n'a rien qui émeuve. Au contraire, quand l'ouvrier fait lui-même le même geste, la brusquerie est telle, que c'est comme un déclanchement, et on se demande si c'est dans la hanche que se passe la secousse violente et subite. Le contraste trouve son explication dans l'intervention d'un troisième élément par dessus les deux autres : ce qui existe c'est la saillie partielle du bord postérieur du grand trochánter et la tension du *fascia lata*; ce qui est surajouté c'est l'hypertension de ce *fascia* dans l'action de la contraction des deux muscles, le tenseur d'une part, le grand fessier d'autre part. Cette manière de grouper des contractions volontaires n'est qu'une sorte d'éducation spéciale

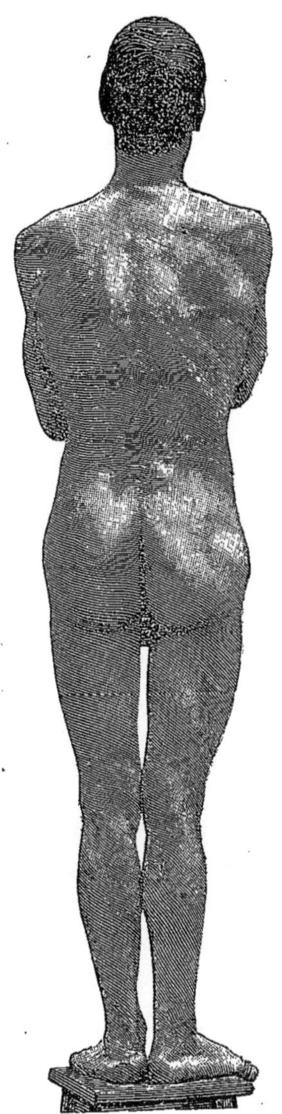

FIGURE 1
(d'après une photographie)
Sur le sujet vu de dos, on reconnaît la configuration particulière, que donne la saillie exagérée de la tubérosité trochantérienne. Le côté droit augmente la rotation externe, afin de favoriser le ressaut de la hanche à ressort.

pour un geste auquel on peut aisément s'entraîner (1).

L'administration est informée de la supériorité acquise par ce plaideur, qui est parvenu à en imposer à tous ceux qui l'ont vu. Sans doute, il pourra se résigner à subir tous les traitements, qui pourront lui être proposés sans dangers, ni douleurs ; mais il n'y a plus aucune illusion à conserver : il ne voudra pas guérir de sa hanche à ressort ; il la fera toujours valoir comme si c'était une infirmité. — La conciliation est préparée sur des bases différentes, au moyen du certificat suivant.

Le 27 mai 1904, le blessé est complètement guéri de sa contusion de la hanche du côté droit. En conséquence d'une infection, dont l'origine n'a pas pu être élucidée, il est survenu une périostite exfoliatrice très limitée, c'est-à-dire restreinte à une étroite portion du bord externe de la limite antérieure de l'os iliaque de ce côté droit ; deux esquilles, du volume d'un grain de blé, ont été éliminées une à une ; puis la plaie fistuleuse s'est terminée par cicatrisation ; cette complication tardive demeure complètement guérie. Le plaideur fait valoir désormais une particularité, qu'il montre en faisant un geste particulier de sa hanche du côté droit, celle qui a été blessée ; c'est un ressaut brusque et très visible, car il est superficiel *(figure 2)*. Il lui attribue une telle importance, qu'il prétend que c'est un obstacle pour l'exercice de son métier de tisserand. Ce ressaut brusque résulte du passage du *fascia lata* successivement d'avant

---

(1) Pour apprécier comment on peut conduire l'éducation factice d'un mouvement bizarre, il n'est aucunement nécessaire d'aller jusqu'à pénétrer chez les acrobates. Il suffit de rencontrer quelques-uns des jeunes gens qui sont doués de la possibilité de produire et de réduire la subluxation métacarpo-phalangienne du pouce en arrière.

Ils reproduisent la secousse à volonté et sans hésitation, ni douleur ; mais il faut leur laisser le choix de l'attitude. Chacun connait celle qui lui est propice... Tout est manqué, lorsqu'on prétend y substituer des conditions trop différentes.

en arrière, puis inverse-
ment d'arrière en avant,
en franchissant une tubé-
rosité, qui se trouve vers
le bord postérieur de la
portion presque la plus
élevée du grand trochan-
ter. La tubérosité, dont il
s'agit, n'est pas tout à fait
normale ; mais elle est une
particularité anatomique,
peu rare d'ailleurs, et qui
se rencontre sur le côté
gauche de ce même homme,
c'est-à-dire sur le côté qui
n'a pas été blessé. C'est
dans le mouvement de
flexion de la hanche que
le ressaut est le plus appréciable ; encore faut-il
que ce geste soit accompli
conjointement avec celui
de l'adduction. La même
condition est requise pour
observer le ressaut tou-
jours moins important
pour le côté gauche, côté
qui n'a pas été blessé. Ce
ressaut est à peine appréciable lorsque la flexion
est menée exactement en
avant ; il n'existe plus du
tout lorsque la flexion est
faite dans l'attitude de
l'abduction. Il convient de
remarquer, en outre, que

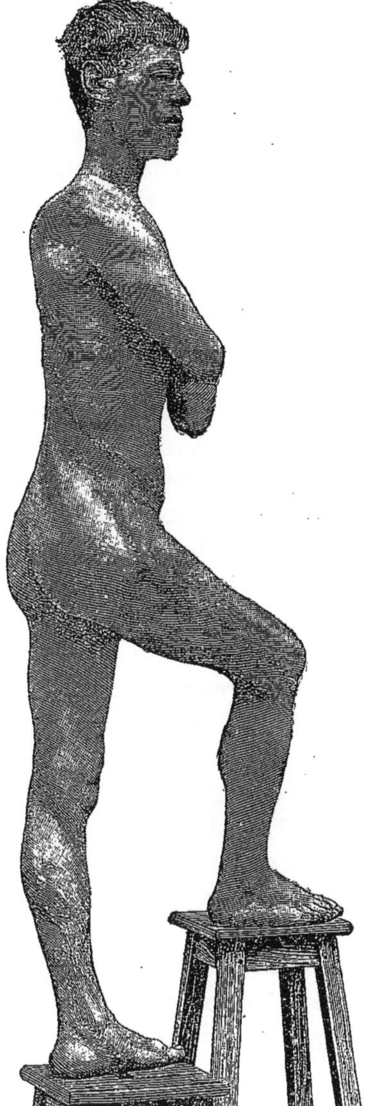

FIGURE 2
(d'après une photographie)

Sur le sujet vu de profil, le ressaut
de la hanche à ressort vient de se produire pendant le mouvement de flexion.
Toutefois, la flexion banale ne suffit
pas toujours ; au contraire, elle ne man-
que jamais, si on y ajoute l'adduction.
C'est pourquoi le membre gauche repose sur un plan inférieur et fixe, tandis
que celui du côté droit est mis en mouvement vers un support situé en avant
et vers le côté gauche du sujet.

le même mouvement donne une secousse plus brusque et plus surprenante, lorsqu'il est accompli par l'homme lui-même, tandis que cette même secousse est moins forte et moins importante, lorsque le geste est communiqué par un tiers, pendant le relâchement très souple du membre : ce contraste témoigne de la dextérité acquise par l'entraînement d'une sorte de geste particulier, qui est mis en valeur pendant le temps de la procédure. — En résumé : 1° le ressaut superficiel de la hanche du côté droit n'est pas la conséquence de la contusion de la hanche du côté droit, contusion survenue en date du 25 juillet 1903 ; 2° le ressaut, dont il s'agit, peut amener quelque gêne dans quelques détails du fonctionnement de certains métiers à tisser, mais il ne rend pas absolument irréalisable l'exercice de la profession de tisserand ; 3° il est facile d'éviter la production du ressaut, il suffit d'incliner le tronc sur le flanc du côté droit.

A tout prix, l'Administration veut la conciliation. C'est fait le 8 juin 1904. Le salaire de base est de 1.100 fr. ; on s'accorde sur une réduction de la capacité professionnelle de 15 °/₀ ; la rente annuelle de 82 fr. est convertie en un capital de 1.500 fr., qui est versé eu une seule fois.

Le 25 mars 1906, cet homme est revu et photographié *(figure 3)* au Service spécial de chirurgie des accidents du travail de Lille. A la faveur de cette démarche, il devient possible de savoir ce qu'est devenue sa hanche à ressort au bout de deux ans.

L'ancien ouvrier tisserand est devenu un pusillanime, qui reste souvent sans travail, craint la fatigue, redoute le froid et se défie de tout. Il se couvre de lainages ; il enveloppe la hanche, la cuisse et le ventre d'un grand châle, dont l'usage devrait être féminin. Il craint de souffrir, il pense qu'il commence à souffrir : c'est pourquoi il renonce à son métier.

Quand il présente sa hanche du côté droit, il y met une telle affectation, qu'il inspire de véritables inquiétudes à son entourage..... On se prend à redouter un début d'évolution de

sarcome de la région trochantérienne de ce fémur du côté droit.
Après explorations méthodiques et
réitérées, on constate qu'il n'en est
rien.

Entre le côté droit et le gauche,
il n'y a pas de différences réelles ;
il n'y a que des nuances. Et on
trouve désormais le symptôme de
la hanche à ressort presque aussi
bien d'un côté que de l'autre. Il est
cependant un peu moins bruyant à
gauche qu'à droite. On palpe sans
peine et on voit sans hésitation le
ressaut de la bande fibreuse longitudinale, quand elle passe avec
brusquerie par-dessus la tubérosité
accessoire du rebord trochantérien ;
on le voit pour le côté gauche aussi
bien que pour le côté droit ; mais
on ne l'entend que pour le côté
droit seulement.

M. Ferraton l'a bien remarqué,
il est tout naturel d'employer la
dénomination de hanche à ressort,
puisqu' « il s'agit d'un ressaut brusque perçu par le malade, sensible à
la main de l'observateur étendue à
plat sur la région trochantérienne,
perceptible à l'oreille sous forme
d'un claquement sec entendu à distance. Ce ressaut est provoqué à
volonté par le sujet couché ou debout ; il se manifeste pendant la

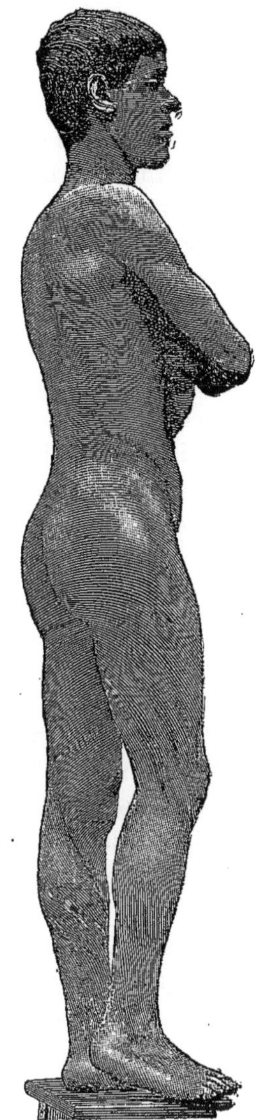

FIGURE 3
(d'après une photographie)
Sur le sujet vu de profil, le
ressaut de la hanche à ressort est sur le point de se
renouveler, au moment de
reprendre la position initiale.
L'avant-pied reprend le con-
tact du sol ; et c'est pendant
que s'achèvera le geste, que
le signe de la hanche à ressort se renouvellera brusquement.

marche. On le reproduit dans les mouvements passifs imprimés par le chirurgien à l'articulation coxo-fémorale. Dans tous les cas, le phénomène apparaît dans des conditions toujours identiques, une première fois lorsque la cuisse étendue dans la rectitude est fléchie légèrement sur le bassin, une seconde fois lorsque la cuisse, préalablement fléchie et reportée en extension, arrive tout près de la rectitude. Le ressaut est donc double ; il existe un ressaut de flexion et un ressaut d'extension. La douleur alléguée par le malade, sa boiterie des plus exagérées sont, selon le mot de M. Ferraton, des données très probablement négligeables, et doivent être mises au compte d'une exagération voulue.

» La lésion, ajoute le même auteur, avait été attribuée à une subluxation récidivante de la hanche, et d'autres auraient pu penser aux craquements de l'arthrite sèche. Une étude plus approfondie permettait de mettre hors de cause l'articulation coxo-fémorale : tête et grand trochanter, ainsi que le démontrait en surplus la radiographie, étaient bien à leur place : l'on ne constatait point de craquements articulaires ; la synoviale n'était pas distendue ; tous les mouvements étaient conservés dans leur amplitude normale ; la jointure n'était pas douloureuse à la percussion sur le talon. Le sursaut était évidemment péri-articulaire, avait son siège dans les parties molles de la fesse et même dans un plan relativement superficiel. Ces parties molles ne présentaient, du reste, à l'inspection et à la palpation rien d'anormal, ni gonflement, ni induration. M. Ferraton insiste sur ce point, il ne pouvait être question de crépitation, ayant son origine dans les bourses séreuses péritrochantériennes ; il n'existait rien de semblable à ce que l'on rencontre dans la périarthrite scapulo-humérale, ou le frottement sous-scapulaire. Il s'agissait très nettement d'un ressaut, d'un déclanchement et non d'un dépoli synovial. »

M. Ferraton l'a nettement expliqué : « Au moment où se produit le ressaut de flexion, l'on voit et l'on sent la saillie du grand trochanter s'enfoncer sous une bande élastique correspondant au bord antérieur du grand fessier ; et, au moment où se produit le ressaut d'extension, le grand trochanter sort d'au-dessous cette même saillie. L'idée s'imposait dès l'abord que sursaut et claquement étaient produits par le bord antérieur du muscle grand fessier, sautant brusquement par-dessus la saillie trochantérienne. » M. Ferraton a reconnu que ce trouble fonctionnel est bien, en effet, un ressaut fessier trochantérien. Il s'est demandé si le ressaut s'expliquait par une augmentation de volume partielle ou totale du grand trochanter, un épaississement de la bourse séreuse sous-fessière, une hypertrophie du grand fessier. En réalité, une petite intervention chirurgicale, légitimée par les douleurs que le malade prétendait ressentir au niveau de son apophyse fémorale, mettant à nu grand fessier, trochanter et séreuse, ne lui fit constater aucune lésion ou conformation particulière ; mais cette opération lui permit, par contre, de voir le trochanter, au moment du ressaut, s'enfoncer sous le grand fessier dénudé, et de constater que ce ressaut disparaissait lorsque le chirurgien soulevait avec le doigt la bande des fibres antérieures du muscle, et empêchait la sangle musculaire de glisser, puis de sauter, par-dessus l'apophyse.

En étudiant le mécanisme du phénomène, il a vu que, pour que le ressaut se produisît, il fallait que le malade contractât, mît en tension son muscle grand fessier ; si le muscle reste au repos, complètement relâché, l'on peut fléchir ou étendre la cuisse sans que rien d'anormal ne se manifeste. On comprend, du reste, aisément que, pour qu'il y ait ressaut et claquement, il soit nécessaire qu'une bande musculaire élastique et tendue glisse sur l'apophyse fémorale ; un faisceau lâche et mou ne pourrait fournir le brusque déclanchement.

M. Ferraton demande pourquoi le ressaut fessier-trochantérien se produit chez ce malade, du côté droit et non du côté opposé, pourquoi le phénomène de la hanche à ressort ne peut-il point être provoqué à volonté chez tous les sujets.

Il semblerait *a priori* qu'une longueur exagérée du col fémoral, une saillie ou quelque conformation particulière du grand trochanter puissent intervenir dans la production du ressaut. En l'absence de toute lésion, de toute disposition spéciale constatée dans l'articulation, les os, les bourses séreuses ou les muscles, il ne lui a pas été possible d'élucider la question. Le malade avait intérêt à rendre vraisemblable l'existence d'une véritable infirmité plutôt que d'une simple anomalie fonctionnelle ; a-t-il pensé qu'en reproduisant le ressaut dans ses deux hanches, l'hypothèse d'un déplacement articulaire, double, accidentel, serait difficilement admise ; et s'est-il résolu à ne reproduire le phénomène, volontaire comme on l'a vu, que d'un côté seulement ? M. Ferraton demeure dans le doute, au sujet d'une faculté toute personnelle, chez lui physiologique, ou développée par l'exercice, lui permettant de contracter énergiquement tout ou partie du grand fessier, alors que le trochanter s'engage sous les fibres antérieures de ce muscle dans le mouvement de flexion et rotation en dehors, ou s'en dégage dans le mouvement inverse. En tout cas, il a essayé sur lui-même de reproduire le ressaut fessier trochantérien, et il n'y est point parvenu. La tentative renouvelée chez d'autres a produit un résultat absolument négatif. Il a aussi, chez un sujet sain, fait contracter isolément par électrisation faradique les faisceaux antérieurs du grand fessier ; la flexion de la cuisse n'a pas davantage provoqué de ressaut.

Rien de net, enfin, n'a été découvert au point de vue étiologique. Aucun traumatisme n'est signalé dans les antécédents du malade ; aucune trace d'inflammation locale ; seule, la diathèse rhumatismale pouvait être invoquée, mais elle n'explique pas de façon satisfaisante le phénomène de la hanche à ressort (1).

---

(1) Ferraton. — *Revue d'Orthopédie*, 16ᵉ année, 2ᵉ série, tome VI, n° 1. Paris, 1ᵉʳ janvier 1905 ; pp. 45 à 53.

Dans le fait observé à Lille, le malade était plus avancé en âge ; il était d'une belle ossature, avec une musculature avantageuse. Un an plus tard, il avait maigri, sans dépasser une mesure moyenne et sans compromettre la tonicité de son système musculaire. Dans ces conditions, il est devenu possible de faire la part de deux éléments nécessaires et suffisants pour déterminer le ressaut de la hanche à ressort. L'un des deux est une corde bien tendue ; l'autre est un cap, brusquement franchi par la corde tendue pendant l'exécution du mouvement. L'un est l'organe inextensible qui subit le ressaut ; l'autre est l'irréductible saillie, qui est franchie avec brusquerie dans l'instant fugace du sursaut.

Tout le reste n'entre en ligne de compte que pour mettre en valeur les deux éléments essentiels.

La corde inextensible est, depuis longtemps, décrite par Bonamy, de Toulouse. « L'aponévrose, dit-il, fessière superficielle est très épaisse au niveau du moyen fessier. Elle se partage vers le bord supérieur du grand fessier en deux feuillets, qui tapissent les deux faces de ce muscle. L'aponévrose fessière superficielle se continue en bas et en avant avec l'aponévrose fémorale. L'aponévrose fessière profonde est très mince ; elle recouvre le petit fessier et les muscles de la région profonde. A la région externe de la cuisse, l'aponévrose fémorale présente un épaississement considérable, assez bien limité en avant et en arrière ; d'où le nom de *fascia lata*, bande large qui lui a été donnée.

» Constituée par des faisceaux verticaux très épais, réunis entre eux par des fibres horizontales, l'aponévrose *fascia lata* reçoit une expansion considérable du tendon du grand fessier, forme une gaine complète pour son muscle tenseur et vient se fixer au tubercule externe de la tubérosité antérieure du tibia » (1). D'ordinaire, il n'y a pas à se préoccuper

---

(1) Bonamy, de Toulouse. — *Atlas d'anatomie descriptive*, par Bonamy, Paul Broca et Emile Beau. Paris, sans date ; tome II ; planche 59 ; figure 1.

de cette large bande, aponévrose considérablement épaissie, qui est le *fascia lata*.

Il faut une circonstance comme celle de la hanche à ressort pour provoquer l'attention sur les variations, dont est susceptible un organe, relativement accessoire, revêtement du membre, ou enveloppe des corps charnus. On se souvient facilement du petit muscle tenseur, parce qu'il est spécial, constant et facile à discerner. Mais on oublie trop aisément que le muscle grand fessier est un autre tenseur beaucoup plus puissant, quand il fait agir son large et solide tendon. — Il faut s'orienter parmi ces organes prépondérants dans les fonctions de la marche et de la station debout, pour apprécier combien il est possible, presque facile, de mener une éducation nouvelle dans cette musculature particulière, de soumettre les mouvements et les attitudes à un entraînement véritable, comme on le fait communément pour tous les sports et principalement pour la gymnastique. — A ce titre, le tisserand plaideur est devenu un curieux *specimen* du genre ; et il présente un *fascia lata*, qui est tendu, différencié, exhibé même, avec une netteté, qui n'est plus ordinaire. Il excelle à le faire sauter bruyamment, quand il fléchit la cuisse sur le bassin, avant même qu'il atteigne l'angle droit ; il se garde bien de conduire le genou en dehors ; c'est l'adduction qu'il recherche : la tension n'en est que meilleure et le sursaut plus accentué. Il apporte une dextérité tout aussi attentive, lorsqu'il ramène le membre à la rectitude ; et il contracte énergiquement son grand fessier avant de poser le talon. Toutes ces précautions sont habilement combinées ; elles témoignent d'une éducation de longue date, pour imprimer aux muscles une habitude, qui devient sûre de ses effets. La preuve en est dans une configuration, qui présente les formes anatomiques avec une rare netteté, que la photographie conserve *(figures 2 et 3)*, sans recourir aux poses instantanées.

Le second élément nécessaire et suffisant est l'irréductible saillie d'une portion osseuse, qui appartient au grand trochanter. Elle pointe d'une façon extraordinaire, quand on explore le tisserand de face, ou d'arrière *(figure 1)*. On la distingue encore nettement, lorsqu'on suit l'évolution des deux mouvements révélateurs ; cette saillie est bien .le cap, sur lequel sursaute brusquement le *fascia lata*.

Pour le tisserand M., c'est vers le bord postérieur du grand trochanter, que se trouve cette saillie, vers le niveau de l'axe du col fémoral. Cette configuration n'est pas très rare, et on la rencontre sans trop de peine, dès qu'on fouille quelque peu les collections d'ostéologie. — Cependant la *tubérosité de la hanche à ressort* ne se présente pas toujours exactement au même endroit, ni avec les mêmes détails de conformation. Pour en mieux juger, il convient de mettre en parallèle deux types suffisamment différents *(figures 4 et 5)*. La tubérosité

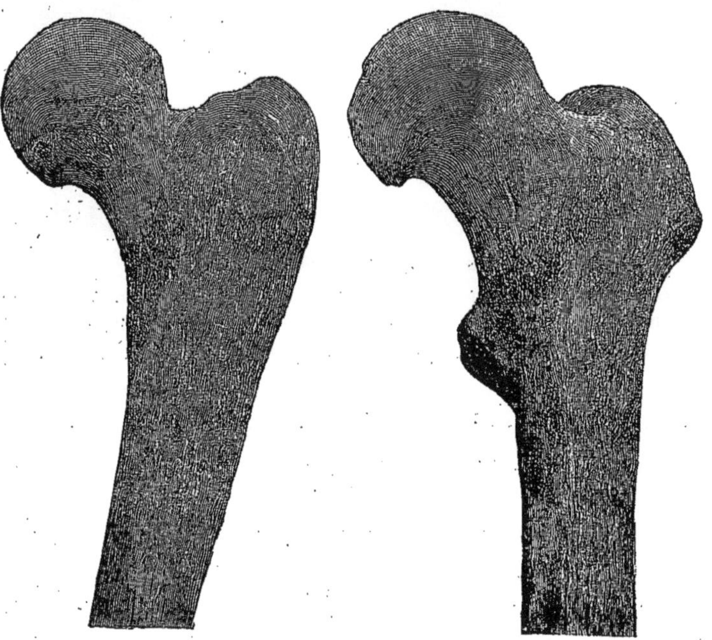

FIGURES 4 et 5 (d'après photographies)

Deux fémurs mis en parallèle et vus par la face antérieure pour montrer le contraste des tubérosités et des apophyses ; elles sont atténuées sur un sujet, très différenciées et très saillantes sur l'autre.

se rencontre le plus souvent sur les pièces d'une ossature forte, avec des insertions musculaires accentuées, une ligne âpre suffisamment raboteuse *(figures 6 et 7)* et des apophyses

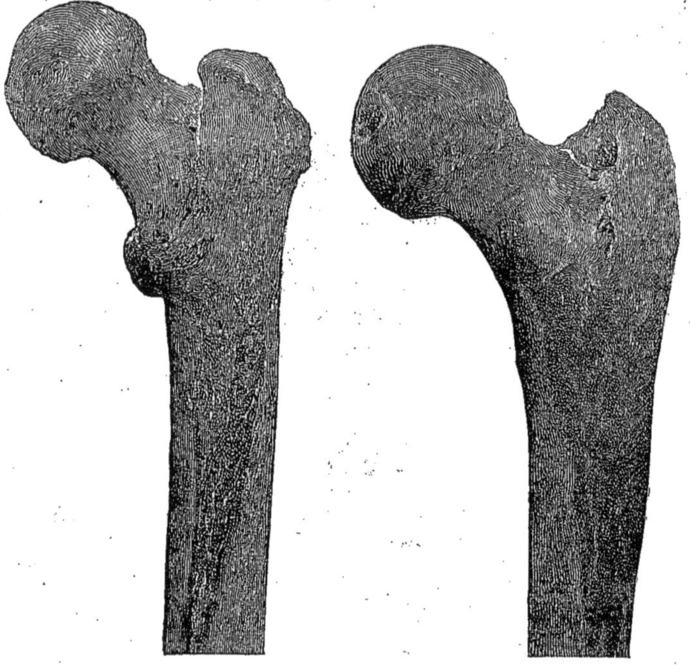

FIGURES 6 et 7 (d'après photographies)

Deux fémurs vus par la face postérieure et pris en comparaison, pour montrer la différence entre les apophyses et les tubérosités, atténuées sur un sujet, parfaitement différenciées et bien saillantes sur l'autre.

bien saillantes. Mais il serait prématuré de prétendre en établir des règles bien définies.

On apprécie le mécanisme de la hanche à ressort, lorsqu'on sait les deux éléments nécessaires et suffisants pour la réaliser ; mais on n'a pas l'explication de la brusquerie vraiment singulière du ressaut. Il y a une troisième condition anatomique, qu'il faut rappeler ; car c'est elle qui supprime toute transition; c'est elle qui met en valeur les deux éléments essentiels. — Cette troisième condition anatomique n'est autre que la bourse séreuse trochantérienne.

M. Ferraton a ouvert sa cavité sur le vif; il en a constaté l'ampleur; il en a soulevé la paroi externe et il a observé comment ce changement des conditions suffit pour supprimer le ressaut de la hanche à ressort dans les gestes alternatifs de flexion ou d'extension. — Le motif est que l'onctuosité de la bourse séreuse supprime les phases de transition : elle imposa la nécessité de passer d'un extrême à l'autre. M. Ch. Dujarier a une bonne expression pour le faire apprécier. Les insertions externes du muscle grand fessier se font, dit-il, sur deux plans. — Les fibres superficielles s'entrecroisent avec les fibres verticales du tenseur; elles forment une solide expansion pour le *fascia lata*. — Pour voir les insertions profondes, il faut éverser en dehors le muscle; on est gêné par le bord supérieur qui est fixé, compris dans un dédoublement du *fascia lata;* il faut sectionner l'épais plan fibreux, formé par ces fibres, le long du bord supérieur du grand fessier; on ne s'arrête que lorsqu'on tombe sur les fibres musculaires du tenseur du *fascia lata.....* En disséquant la face profonde du tendon, on ouvre une volumineuse bourse séreuse répondant à la face externe du grand trochanter ; la partie supérieure du tendon, renflée en un fort ligament, fait toujours une saillie fort nette à l'intérieur de la bourse séreuse (1). — Il est évident que le glissement d'une synovie régulière dans une large bourse séreuse produit une sorte d'équilibre instable au moment où, sur le trochanter, s'effectue le passage du renforcement aponévrotique, qui semble un gros tendon, ou un fort ligament. La situation est comparable au passage d'un coteau abrupt en un jour de verglas : on peut bien atteindre

---

(1) Ch. DUJARIER. — *Anatomie des membres, dissection, anatomie topographique*, Paris, 1905; pp. 172-175.

le sommet ; mais il est impossible de s'y tenir et surtout d'en descendre à loisir : dès qu'on commence, il faut subir une glissade jusqu'en bas ; c'est irrésistible..... C'est dans la même mesure que l'équilibre est instable entre une saillie osseuse plus ou moins arrondie d'une part et un trousseau fibreux quelque peu cylindroïde d'autre part, avec une ample bourse séreuse entre les deux ; il y a une brusquerie qui est inévitable dans le déplacement.

Goyraud, d'Aix, a bien décrit la surprise, que donne cette allure bizarre, à props des corps flottants de l'articulation du genou.

Pour le moment, il suffit de retenir que la hanche à ressort est une particularité, qui repose sur deux conditions : d'une part une tubérosité spéciale et localisée sur la face externe du grand trochanter, qui n'est pas donnée à tous les humains ; et d'autre part une faculté de tension du *fascia lata* pendant l'accomplissement des gestes de flexion et d'extension de la hanche ; cette faculté est aisément et presque instinctivement perfectible.

La hanche à ressort se rencontre, paraît-il, de temps en temps. Il s'en est même trouvé, au moins une fois, chez un des membres du corps médical français, d'ailleurs doué de la subluxation volontaire du pouce en arrière pour chacune de ses deux mains. Cet honorable confrère envisageait ces particularités comme des curiosités, sans inconvénient et sans danger. Quant il était ennuyé des sursauts de sa hanche à ressort, il s'astreignait à une façon de marcher, qui est bien connue après les abus d'équitation : c'est-à-dire avec les genoux écartés et un peu fléchis ; mais il a toujours dédaigné ce qu'il appelait « une misère ».

Si la hanche à ressort est moins connue que le doigt à ressort, le motif est peut-être le même, qui fait la rareté de l'ectropodie et la fréquence relative de l'ectrodactylie. — Ce qui concerne les doigts ne peut guère subir de dissimulation ; tandis que le reste n'est pas à produire en société.

Il faut s'attendre à rencontrer moins de réserves parmi ceux qui prétendent faire argent de tout.

La hanche à ressort a été mise en valeur, comme si elle était une véritable infirmité. C'est encore une allégation sans preuve.

Le jeune zouave, observé à Oran par M. Ferraton, fait actuellement tout son service (*Correspondance personnelle;* Nice, 2 juin 1906). C'est un fait, avec une sanction, pour établir le pronostic, sans se laisser égarer par des allégations fantaisistes, dans un but intéressé.

DU MÊME AUTEUR .

Contribution à l'étude de la myosite. Paris, 1879 ; 116 pages.

Études sur les plaies des ouvriers en bois. Paris, 1883, in-8° ; 46 pages, 22 figures. — **Même mémoire.** *Traduit en espagnol.* Barcelona, 1884. — **Même mémoire.** *Traduit en italien.* Bologna, 1884.

Plaies par peignes de filature. Paris, 1883, in-8° ; 40 pages, 7 figures. — **Même mémoire.** *Traduit en espagnol, par le Docteur F. Curos Alcantara.* Barcelona, 1884.

Arrachements dans les établissements industriels. Bruxelles, 1884 ; 68 pages, 7 figures. — **Même mémoire.** *Traduit en espagnol.* Barcelona, 1884.

Sur le pronostic des mutilations de la main. Paris, 1884.

Le crin de Florence. Paris, 1884, 1885.

Pratique chirurgicale des établissements industriels. Paris, 1884, 1885 ; 352 pages, 95 figures.

Étude sur les coups de carde. Bruxelles, 1886 ; 44 pages, 43 figures.

Essai de chéiroplastie : tentative de restauration du pouce. Paris, 1886 ; 16 pages, 33 figures.

Des accidents du travail. Paris, 1888, in-8° ; 84 pages, 163 fig.

Étuves et chirurgie. Lille, 1889 ; 58 pages, 23 figures.

Pustule maligne en Flandre. Lille, 1879.

Actinomycose en Flandre. Lille, 1892; 26 pages, 4 figures.

Coxa vara (s. l. n. d.) avec Ch. Guilbert, Lille, 1902.

Hanche à ressort. Lille, 1904.

Autoplastie de la main. Lille et Paris, 1893.

Secours aux blessés : actualité de la question. Lille, 1900 ; 57 p.
    »   »   les idées d'organisation font des progrès, Lille, 1901 ; 43 pages.

Secours aux blessés : la loi du 22 mars **1902**. Lille, 1903 ; 35 p.
    »   »   hôpitaux corporatifs **Allemands.** Paris, 1903 ; 196 pages, 62 figures.

Études sur les fractures indirectes, dorsales et dorsolombaires de la colonne vertébrale. Tome I, Paris, 1902 ; 386 pages, 92 figures.

Organisation des soins à donner aux victimes des accidents du travail. Paris, 1903 ; 151 pages, 21 figures.

Conférence sur les accidents du travail. Bruxelles, 1903 ; 42 pages, 28 figures.

L'assassinat médical et le respect de la vie humaine. Paris, 1904 ; 291 pages.

Le même. *Traduit en espagnol, par le Docteur José Blanc y Benet,* 1906.

Critiques et controverses sur la gymnastique des convalescents après les fractures des membres. Paris, 1905, in-8° ; 168 pages, 74 figures.

Études sur le traitement des fractures des membres. Paris, 1906, in-8° de 1.550 pages, 235 figures.